TRAITEMENT

DES

MALADIES DES FEMMES.

TROISIÈME PARTIE.

CHAPITRE PREMIER.

Traitement des Femmes après la délivrance.

QUAND les femmes ont joui d'une bonne santé avant la grossesse, et quand leur travail n'a pas été accompagné de quelque circonstance extraordinaire, leur rétablissement, après la délivrance, ne peut être précaire, à moins qu'on ne néglige les précautions qui sont nécessaires à l'état particulier de leur système dans ce temps.

On va faire connoître ces précautions dans ce chapitre et dans les deux suivans ; on exposera les maladies qui arrivent pendant les couches.

SECTION PREMIÈRE.

État des Femmes après la délivrance.

LES effets de l'accouchement peuvent être, avec raison, distingués en généraux et en particuliers. Les premiers sont ceux qui viennent de la fatigue, et les autres de l'état particulier du corps avant et après la délivrance.

Dans les cas même les plus favorables, les femmes doivent être considérablement fatiguées par les efforts qui sont nécessaires pour chasser l'enfant. Les violentes contractions de la matrice et des puissances qui l'aident, l'action redoublée du cœur et des vaisseaux sanguins, la résistance qu'oppose la forme particulière de l'enfant, etc., occasionnent un degré considérable de douleur, d'où s'ensuit une fièvre passagère. La vieille maxime que la femme, après le délivre, doit être considérée comme une personne extrêmement froissée, est donc fondée en raison.

Les maladies qui arrivent dans les couches dépendent cependant plus des effets particuliers du travail, que des effets généraux. Ceux-là méritent donc beaucoup d'attention.

Dans les derniers mois de la grossesse, la matrice occupe un si grand espace dans la cavité du ventre, que l'estomac et les intestins sont fortement comprimés, et que la circulation, à travers les vaisseaux voisins, est arrêtée.

Durant le travail, l'action du diaphragme, les parties charnues du ventre, et la matrice, doivent comprimer toutes ces parties avec un surcroît de force, tandis que le passage de l'enfant, à travers les parties naturellement petites, occasionne un mal-aise passager.

Après la délivrance, la pression sur toutes les parties du ventre cesse tout-à-coup, par la diminution de la matrice, et le sang passe alors plus librement. Mais par la pression préalable et long-temps continuée, l'action des vaisseaux sanguins est considérablement altérée : ce qui les rend incapables de s'opposer à un épanchement de sang, et de pousser avec leur force ordinaire les ma-

tières qu'ils contiennent. Le sang est donc exposé à s'ac-
cumuler, et peut très-facilement distendre les vaisseaux,
si l'action redoublée du cœur continue.

La matrice éprouve un grand changement après l'expulsion de l'enfant et des secondines ; car elle se re-
trécit considérablement ; ses côtés se rapprochent l'un
de l'autre, et deviennent en contact. Les orifices de ses
vaisseaux sanguins sont larges et ouverts ; et quoique sa
grandeur soit diminuée, sa pesanteur continue d'être
la même. Il sort par les vaisseaux, pendant trois, quatre
ou cinq jours, un écoulement coloré de rouge, appelé
lochies ; et dans le langage ordinaire, *purification*. Cette
évacuation devient, par dégrés, d'une couleur sombre,
et elle est alors séreuse ; elle disparoît entièrement à différens périodes dans différentes femmes, et selon diverses
circonstances dépendantes de la constitution, etc. Elle
cesse plutôt dans les nourrices que dans les autres.

L'état de l'ame, ayant une influence considérable sur
les femmes en couches, ne doit pas être négligé.

Presque toutes les femmes, comme nous l'avons déjà
dit, sont frappées d'idées sombres au commencement du
travail, et les douleurs qu'elles éprouvent durant ses progrès, tendent généralement à augmenter leurs craintes.
Mais une disposition très-opposée prévaut communément, après la délivrance : la joie d'être mère, et le
soulagement immédiat de toutes douleurs, sont quelquefois tels, qu'ils occasionnent les plus violens transports.

Dans cet état de l'ame, on est sujet à négliger les précautions qui sont nécessaires pour rétablir cette régularité dans les organes utiles à la vie : régularité qui a été
interrompue par la force des douleurs de l'accouchement.

La force passagère, que donnent les émotions de la joie, encourage la malade à parler; et ces efforts, avec la fatigue précédente qu'elle a dû éprouver, contribuent beaucoup à l'affoiblir.

Quand le corps est considérablement affoibli, l'action du principe du sentiment s'altère communément : ce qui fait que, quelques heures après la délivrance, elles sont en général incapables de soutenir un état qu'elles n'avoient jamais autrefois éprouvé. Les plus légères impressions les dérangent et les troublent aisément; des causes, en apparence insignifiantes, produisent en elles les sensations les plus immodérées de plaisir ou de chagrin.

Comme toute passion violente de l'ame est accompagnée d'un effet correspondant dans le système, il doit être très-évident que, dans l'état du corps après l'accouchement, quelque agitation violente doit faire craindre de mauvaises conséquences.

Quoique ce que nous venons de décrire soit la disposition ordinaire de l'esprit dans les femmes en couches, quelques-unes, cependant, éprouvent des sensations très-opposées; car plusieurs sont frappées de l'idée que, quoiqu'elles aient échappé aux dangers de l'accouchement, elles ne peuvent se rétablir des maladies qui succèdent à la délivrance.

Cette idée prévaut principalement parmi les femmes qui ont eu plusieurs enfans : circonstance qui pourroit paroître bizarre à un observateur superficiel, parce que, comme on peut le supposer, l'expérience qu'elles ont faite, doit leur appprendre qu'avec un traitement convenable leur rétablissement est presque certain, si elles n'ont point été malades auparavant.

Mais quand on examine cette matière plus à fond, les

craintes de ces femmes paroissent plus naturelles, quoique également mal fondées ; car le plaisir d'être mère, après l'accouchement de plusieurs enfans, en perdant de sa nouveauté, ou en étant satisfait, n'est plus aussi sensible que la première fois : on ressent donc complétement les douleurs réelles qui succèdent au travail, et la même suite d'idées a lieu, parce qu'elle est excitée à l'occasion des sensations douloureuses.

On s'expose toujours à de mauvais effets en s'abandonnant à des passions accablantes ; c'est pourquoi il est particulièrement important de les éviter avec le plus grand soin dans le traitement des femmes en couches.

SECTION IIe

Règles touchant le vêtement, l'air et l'exercice convenables aux Femmes en couches.

C'ÉTOIT autrefois la coutume d'appliquer sur le ventre des compresses très-serrées, dans la vue de l'empêcher de continuer d'être gros après la délivrance. Ce traitement a généralement un effet opposé, comme on peut l'observer dans les femmes du plus bas état, qui le continuent toujours. Un peu de compression est nécessaire et bienfaisant, et cela peut se faire au moyen d'une serviette modérément serrée.

On doit changer souvent les draps, les vêtemens du corps et les coiffes des femmes en couches, pour obvier aux exhalaisons fétides qui en émanent. Les couvertures et les vêtemens des femmes, dans ces occasions, seront légers, afin d'empêcher l'excessive transpiration à laquelle elles ont une tendance naturelle, mais qui est toujours suivie de mauvais effets.

Il est sans doute inutile de remarquer que les malades, durant les couches, doivent être tenues à l'abri de
l'humidité, autant qu'il est possible.

Presque tout le monde connoît aujourd'hui les mauvais effets d'un air corrompu ou qui a séjourné ; on com-
prendra donc, très-facilement, de quel avantage et de
quelle nécessité il est d'avoir toujours les rideaux du lit
ouverts, d'empêcher que la chambre ne soit foulée par
les gens qui viennent faire des visites, d'éloigner aussi
vîte qu'il est possible tout ce qui peut souiller l'air, et
d'admettre de temps en temps un air frais en ouvrant
les fenêtres et les portes.

Les femmes autrefois étoient obligées de rester au lit
pendant un certain nombre de jours, parce qu'elles étoient
beaucoup affoiblies et fatiguées. De nos jours la pratique
a passé d'un extrême à l'autre ; car il est maintenant de
mode, pour elles, de se lever très-peu de temps après
la délivrance.

Cette circonstance doit être reglée sur la force de la
malade ; c'est pourquoi on ne peut établir de règle in-
variable à cet égard. Quand la femme sent qu'elle peut
aisément supporter la fatigue du lever (ce qui arrive
dans les cas ordinaires après le quatrième ou le cinquième
jour), elle doit sortir du lit, afin qu'on puisse l'arranger
proprement. Dans ces occasions les femmes se tiennent
communément debout, parce qu'elles éprouvent un mal-
aise considérable ; et dans le même temps la matrice, qui
est toujours grosse (car elle ne reprend son état naturel
que deux ou trois semaines après la délivrance) en pressant fortement sur les parties molles, au fond du bassin,
doit laisser inévitablement le germe de maladies très-in-
commodes,

commodes, très-chagrinantes et très-désagréables, expliquées dans la première partie de cet ouvrage.

Les femmes doivent donc se placer dans une position moitié debout, moitié assise, aussi long-temps que la matrice continue d'être volumineuse, et, par ce moyen, elles éviteront ces inconvéniens.

Il est, pour les mêmes raisons, très-contraire de se promener d'un endroit à un autre, du moins aussi long-temps que les lochies durent. Plusieurs femmes se vantent d'avoir été en état de traverser toute leur maison huit ou dix jours après la délivrance; mais elles éprouvent souvent, dans la suite, par les maladies qu'elles essuyent, qu'elles ont peu de raison d'être satisfaites de leur prudence ou de l'attention de l'accoucheur qui leur permet ces libertés.

Il est certainement très-contraire de se confiner dans une chambre pendant deux ou trois semaines, sur-tout dans un temps chaud : c'est pourquoi on peut avec sureté permettre aux femmes, si elles sont bien sous les autres rapports, d'occuper une antichambre tout le jour après la seconde semaine; mais elles doivent du moins, pendant un certain temps, changer souvent de place, et se placer sur un sofa, dans une position inclinée.

Après la quatrième semaine, quelquefois plutôt, on peut permettre à la malade de sortir. La coutume ordinaire dans ces occasions d'aller d'abord à l'église, ne sauroit être condamnée dans des termes assez forts. Il faut avouer qu'on doit inspirer à toutes les femmes pieuses le desir d'aller rendre grâces à l'auteur de leur existence de leur avoir conservé la vie au milieu des douleurs qu'elles ont éprouvées. Mais, comme elles se doivent naturellement à leur famille, elles ne peuvent s'exposer elles-

mêmes au danger d'interrompre leur parfait rétablissement ; et jusqu'à ce qu'il soit assuré , elles doivent éviter
tous endroits où il y a beaucoup de monde , parce que la
chaleur , l'impureté et le long séjour de l'air pourroient
les incommoder.

Les femmes , en sortant , prendront donc d'abord l'air
dans une voiture pendant deux ou trois jours. Quand le
temps sera favorable , elles se promeneront un peu , et
elles différeront d'aller à l'église , jusqu'à ce qu'elles se
sentent elles-mêmes dans l'état naturel d'une bonne santé.

SECTION IIIe

Règles touchant la nourriture des Femmes en couches.

IMMÉDIATEMENT , ou peu après la délivrance , il arrive
en général une certaine langueur ou foiblesse , qui est
la conséquence naturelle de la fatigue qu'occasionnent les
efforts du travail. On a eu long-temps l'habitude de donner
dans ces occasions , à la malade , quelques stimulans par
forme de cordial , tels que des liqueurs fortes , ou des boissons mêlées de vin et d'épices , etc.

Si l'on fait attention à ce que l'on a déjà dit de la sensibilité
de l'estomac , causée par le nombre de ses nerfs , et à
l'influence étendue qu'elle a sur tout le corps , on sera
frappé de l'impropriété des substances stimulantes , dans
l'état irritable de la malade , après la délivrance. S'il est
évident , par la rougeur du visage , qu'un verre de liqueur ,
même dans les femmes en santé , augmente la rapidité
du cours du sang , on doit comprendre que la même cause
produira des effets plus violens , quand le corps est foible
et irritable.

Dans les cas d'excessive langueur, on donnera, par forme de cordial, un peu d'eau de canelle orgée chaude, ou un morceau de biscuit, de sucre ou de pain trempé dans du vin ; et, dans les occasions extraordinaires, on pourra donner un peu de négus chaud, ou un morceau de sucre trempé dans de l'eau-de-vie.

Quelques jours après la délivrance, les femmes sont généralement très-altérées ; et, pourvu que les boissons ne soient pas chaudes, excepté quand elles se proposent de nourrir, on peut satisfaire, avec sureté, leurs desirs. Du gruau, et quelquefois une rôtie à l'eau, avec une très-petite portion de vin, du petit lait de vache, de la limonade, des tamarins, etc., sont les meilleures boissons : en été, on peut les prendre froides ; mais, en hiver, on doit toujours les donner un peu chaudes.

Le troisième ou quatrième jour après les couches, si les forces de la malade le demandent, elle pourra prendre, pendant le jour, deux ou trois verres de vin clairet, ou la même quantité d'égales parties de vin de Porto et d'eau ; et après le dix ou douzième jour, si elle donne à teter, elle pourra prendre aussi un verre à bière, plein de vin de Porto, ou de bière douce, après dîner et après souper.

Les accoucheurs commettent plusieurs erreurs dans le règlement des alimens des femmes en couches. Tous les méts grossiers qui pourroient surcharger l'estomac, ou devenir, par l'état de chaleur où se trouve la femme, la cause des fièvres, doivent être strictement défendus ; mais toute malade, après l'accouchement, ne doit pas rester à moitié affamée, comme quelques-uns le recommandent. On peut prendre, après dîner, du bouillon de veau ou de poulet, pendant les deux ou trois pre-

miers jours ; mais si la malade a été accoutumée à une
nourriture abondante, ou si la soupe lui déplaît, elle
peut prendre, au commencement, quelque chose de
solide, comme de la volaille ou du poulet bouilli, du
poisson blanc ou du boudin blanc.

On aura égard, dans cette occasion, à son tempé-
rament, à sa première manière de vivre, et à son état
présent. On doit toujours se souvenir que trop de com-
plaisance est plus à craindre que trop d'abstinence,
quoiqu'on doive également éviter les deux extrèmes.

SECTION IV°

Règlement de l'ame des Femmes en couches.

PAR ce qu'on a dit de l'état de l'ame après la délivrance, il est facile de comprendre que tout ce qui
peut tendre à exciter même les plus légères émotions
en santé, doit être soigneusement évité durant les couches. C'est pour cette raison, qu'on doit employer tous
les moyens ordinaires et connus, d'éviter toute espèce
de bruit.

Il est quelquefois nécessaire, par la situation de la
chambre, de remplir les oreilles de la malade avec du
coton ; mais cela ne se doit pratiquer que dans les
cas très-urgens : car l'esprit, dans cette situation, est
toujours dans un état d'anxiété, par le desir qu'a la
femme d'entendre celui qui s'avance parmi les assistans,
et par les craintes qu'elle peut en concevoir, si on ne la
satisfait pas.

On doit refuser accès à tous ceux qui viennent faire

des visites les dix ou quinze premiers jours; car, outre
le danger que les nouvelles qu'ils débitent ne fassent
mal à la malade, la fatigue de la parole pourroit causer
les conséquences les plus sérieuses. On permettra cependant à une amie prudente et réservée de s'asseoir
auprès d'elle, et on l'engagera à donner à ses idées un
tour agréable, à prévenir les efforts que feroit la malade
pour parler, et à la laisser reposer, quand elle paroîtra
y avoir quelque propension.

La pratique ordinaire de faire asseoir la nourrice,
toute la nuit, auprès de la malade, est toujours suivie
de beaucoup d'inconvéniens, et souvent la cause de plusieurs maladies. L'expérience de toutes les dames qui
ont adopté cette pratique, confirme cette observation;
car la nourrice reste continuellement éveillée, ou s'assoupit. Dans le premier cas, elle s'efforce de montrer son
attention, en tourmentant la malade de ses offres de
nourriture ou de boisson; et, dans le second, le bruit
qu'elle fait en dormant, trouble la femme.

La nourrice (excepté dans les occasions extraordinaires) doit donc reposer sur un lit voisin de la chambre de la malade, afin qu'elle puisse aisément la secourir
dans toutes les occasions nécessaires.

Le bruit que font les enfans lorsqu'on les lave, les
habille, etc., doit certainement devenir très-désagréable
à toutes les mères; d'où vient qu'on ne doit jamais habiller les enfans dans la chambre de la malade, qu'elle
n'ait complétement recouvré ses forces.

SECTION V.

Traitement des Seins.

QUAND la femme se propose de donner à teter, elle doit présenter le sein à l'enfant après la délivrance, aussi-tôt que ses forces le lui permettront, et elle doit laver ses seins auparavant avec du lait et de l'eau chaude, afin d'ôter la substance amère et visqueuse qui est fournie autour du mamelon, pour défendre ces parties de l'excoriation.

Quand la femme n'a jamais eu d'enfans, les mamelons ne sont pas d'abord assez proéminens pour donner prise à l'enfant. On a eu long-temps l'habitude, dans ces cas, de se faire tirer les seins, comme on l'appelle, soit par un adulte, soit par un enfant âgé, ou même par de jeunes animaux, tel qu'un petit chien. Cependant, en général, cet usage occasionne un degré de violence, qui est toujours suivi de blessures considérables; et on doit, par-conséquent, employer des moyens plus doux.

Pour cela, on fomentera les seins avec de la flanelle trempée dans de l'eau chaude, et alors on appliquera au mamelon un godet de verre ou d'ivoire, monté sur un sac de gomme élastique, de manière que le mamelon puisse être attiré doucement et par degrés, tandis qu'en pressant modérément avec les mains les côtés du sein, le lait sera poussé en avant.

On doit se servir, avec beaucoup de prudence, d'un autre instrument nouvellement introduit dans la pratique, et qui possède plus de pouvoir. Il consiste en un godet de verre, adapté pour recevoir le mamelon auquel il est ajusté en forme de seringue avec une valvule ; l'ouvrier, en le travaillant, peut lui donner un aussi grand degré de force qu'il croit nécessaire pour attirer le mamelon. Cet instrument ne doit jamais être employé par des personnes ignorantes ; autrement, il pourroit blesser les seins.

Après que cette opération aura été répétée deux ou trois fois, l'enfant, excepté dans les cas extraordinaires, ne trouvera point de difficulté pour téter.

La malade ne se fatiguera pas d'abord, par une application long-temps continuée ou fréquente de l'enfant au sein ; et quand elle l'y appliquera, elle devra se soutenir un peu sur les oreillers du lit, dans une position inclinée ; et prendre toutes les précautions pour se mettre à l'abri du froid.

Lorsque la malade n'a pas de moyens de donner à téter, elle doit soigneusement éviter tout ce qui peut contribuer à la secrétion du lait. On recommandera donc une grande abstinence, et, en prenant aussi peu de boissons qu'il sera possible, on fera usage de fruits acides mûrs, tels que des pommes, des fraises, etc., qui calmeront la soif, et qui, étant laxatives, serviront à dissiper le lait, et à prévenir sa secrétion.

Les seins sont communément très-tendus pendant les deux ou trois premiers jours ; il y a, dans plusieurs cas, un degré considérable de douleur, accompagné quelquefois d'une fièvre violente. Ces symptômes, cependant, sont de courte durée ; car, en général, ils se terminent, après vingt-quatre ou trente-six heures, par une sueur abondante, d'une odeur aigre, par un relâchement modéré, ou par un écoulement copieux de lait par les seins.

On a adopté plusieurs pratiques, dans la vue de prévenir ces sensations douloureuses appelées fièvres de lait ;
mais elles ont produit plus souvent de mauvais que de
bons effets.

Le meilleur traitement paroît consister à frotter modérément les seins, s'ils sont beaucoup tendus, avec de
l'huile d'olive chaude, matin et soir, et à les couvrir de
flanelle : cette opération doit se faire quelque temps
avant la délivrance, toutes les fois que le lait tend à se
détourner.

Si le lait paroît s'écouler des seins partiellement, on
doit toujours les tenir secs, et employer, de la manière décrite, le godet monté sur la gomme élastique.

Quand les femmes n'éprouvent point de mal-aise de
la tension des seins, il seroit absurde de faire teter par
des moyens soit naturels, soit artificiels ; car ils occasionnent souvent l'inflammation et ses suites douloureuses.

Une ou deux doses de quelque laxatif rafraîchissant,
aidera particulièrement l'expulsion du lait, et, dans ces
cas, on ne doit jamais les négliger.

S e c t i o n V I^e

Médecines nécessaires durant les couches.

D a n s quelques pays, on a coutume de prescrire un
grand nombre de médecines différentes, pendant plusieurs jours après la délivrance ; mais, en général, elles
occasionnent, au lieu de les prévenir, plusieurs maladies désagréables, et doivent, pour cela, être rejetées.

Toutes les douleurs passagères que la malade
éprouve par suite du travail, sont plus aisément éloi-

grées par le repos que par tout autre moyen, et cette circonstance paroît exiger une attention particulière. Lorsque la malade n'a pas de répugnance pour l'opium, on lui donnera trente gouttes de laudanum, ou un grain d'opium en pilules, immédiatement après la délivrance ; mais dans le cas où, à cause de la constitution, ils ne peuvent être prescrits, on peut y substituer, avec les mêmes bons effets, vingt ou vingt-cinq grains de castoreum en poudre.

Le sommeil calme et rafraîchissant, auquel la malade a une tendance naturelle après la fatigue de la délivrance, aidé de ces moyens, contribuera beaucoup plus à enlever le mal de gorge et des seins qu'on éprouve, en général, après le travail, que toutes les médecines que peuvent fournir les boutiques.

Mais si la malade a été accoutumée à prendre plusieurs médecines, ou si elle a grande confiance en leur pouvoir, elle prendra quelque chose de simple. Ce qui n'a aucune qualité active ne peut lui nuire, tant que l'attente de ses bons effets supposés la fera s'imaginer qu'ils ont réellement lieu : une émulsion d'amandes remplira très-bien ce but.

Elle continuera l'opiat pendant plusieurs nuits, jusqu'à ce qu'elle repose sans lui, et jusqu'à ce que les douleurs auxquelles plusieurs sont sujettes, soient entièrement diminuées.

Plusieurs maladies incommodes et douloureuses arriveront inévitablement, si on n'apporte pas une attention convenable à l'état du ventre, durant les couches. Le matin du second ou troisième jour après la délivrance, on donnera un doux laxatif, si la malade n'a pas le ventre libre, et on le répétera tous les deux jours, s'il est nécessaire.

Quelques-unes des médecines laxatives ordinaires, sont contraires, dans l'état des couches, par l'indisposition, la douleur dans le ventre, ou la fatigue qu'elles causent ; et le choix de ces médecines exige, par-conséquent, une grande prudence. Deux cuillerées à thé de magnésie calcinée, ou une dose d'électuaire laxatif, décrit dans les formules de médecine à la fin de cet ouvrage, me paroissent préférables à toute autre.

Quand la malade n'a pas le préjugé commun, qui prévaut, dans la Grande-Bretagne, contre l'usage des lavemens, on lui en donnera, au lieu de médecine laxative, les premiers jours après la délivrance, de très-simples, tels que d'eau chaude, avec un peu d'huile d'olive, ou deux cuillerées à café, de sel, parce que les effets de ces médecines, dans l'état irritable de l'estomac de la femme, sont presque toujours incertains.

CHAPITRE II.ᵉ

Maladies qui arrivent après la délivrance.

PAR le tableau qu'on a exposé de la situation des femmes durant et après le travail, il paroîtra évident que, dans certaines circonstances, plusieurs maladies arrivent après la délivrance.

Quelques-unes, quoiqu'elles causent beaucoup de mal-aise, et, en apparence, redoutables, ne sont point suivies de danger, et cèdent au plus simple traitement ; d'autres, qui paroissent, dans le commencement, insignifiantes et légères aux observateurs superficiels, se terminent subitement par les symptômes les plus alarmans.

La première de ces classes de maladies forme le sujet de ce chapitre, et la nature des autres est expliquée dans le suivant.

SECTION PREMIÈRE.

Lésions à la suite de la délivrance.

LE froissement, que cause le passage de l'enfant à travers les parties qui sont très-délicates et très-aisées à blesser, occasionne souvent, chez les femmes, des tumeurs externes, même dans les cas les plus ordinaires.

Elles diminuent, en général, aussi-tôt après la délivrance, et ne demandent pas de traitement particulier ; mais lorsque, par la sensation d'une douleur lancinante,

et par une grande chaleur, on a raison de craindre
l'inflammation et ses suites, on doit employer les moyens
les plus actifs pour prévenir le mal dont on est me-
nacé.

Ces parties paroissent avoir une grande tendance à la
suppuration. On ne peut donc recommander trop de précautions pour éviter de les blesser par une officieuse
interposition de secours, durant le travail : on ne peut
non plus apporter trop d'attention pour prévenir les
mauvais effets de l'inflammation, quand quelque cause
y a donné lieu.

Les femmes sont quelquefois déchirées par une délivrance précipitée avant que les passages fussent con-
venablement préparés. Quand ces blessures sont légères, rien ne paroît plus nécessaire que de tenir les
parties propres et sèches ; mais, quand elles sont considérables, elles trompent quelquefois tous les efforts de
l'art, et deviennent la cause de l'état le plus misérable
auquel les femmes puissent être réduites.

Après un travail long et difficile, la malade se trouve,
dans plusieurs cas, incapable de retenir son urine, et
conséquemment elle se trouve dans une situation très-
désagréable. Cette maladie, dans quelques occasions,
continue seulement pendant quelques jours, et, dans
d'autres, elle dure plusieurs semaines.

Quand il n'y a pas eu de lésion, soit par l'usage contraire
d'expédiens mécaniques, soit par la pression long-temps
continuée de l'enfant sur les parties d'une structure naturellement délicate, on peut, avec une attention convenable, éloigner aisément cette maladie très-incommode.

On fera usage, dans les cas les plus simples, du bain
chaud, aussi-tôt que la femme pourra le soutenir, ou de

l'application de linges trempés dans de l'eau froide et le vinaigre. Mais lorsque la maladie est opiniâtre, outre l'usage de remèdes intérieurs fortifians, on appliquera à la partie inférieure de l'épine du dos un vésicatoire.

Quand cette maladie vient de quelque cause qui peut produire une perte de substance dans ces parties, on laisse ordinairement la guérison presqu'entièrement à la nature, ou en d'autres termes, on laisse la malade éprouver les sensations désagréables qui accompagnent cet état, sans aucune attention pour les adoucir.

J'ai eu raison de croire, par ma propre expérience dans ces occasions, qu'il est très-souvent au pouvoir d'un habile médecin de pallier au moins les symptômes incommodes, but auquel on doit toujours tendre.

Section IIe

Évanouissemens après la délivrance.

L'état de langueur dans lequel plusieurs femmes se trouvent après la délivrance, est quelquefois suivi d'évanouissemens. S'il n'y a point eu de blessures durant le travail, et si le pouls et la respiration sont distincts et réguliers, on a peu de risques à craindre : la maladie, dans ces occasions, peut être attribuée à l'état particulier du corps et de l'ame de la femme, vers ce temps.

Les évanouissemens sont aisément écartés par l'exhibition de quelque cordial simple, par une libre circulation de l'air dans la chambre, et par une pression modérée sur le ventre, au moyen de compresses molles et chaudes.

Mais quand les évanouissemens sont suivis de quelque blessure considérable dés passages à travers lesquels l'enfant sort, ou d'un écoulement abondant de sang, ou quand ils sont accompagnés d'un pouls prompt et irrégulier et des extrémités froides, on a le plus grand danger à redouter.

Alors on aura recours immédiatement à l'avis d'un habile médecin, et, jusqu'à ce qu'on puisse se le procurer, la malade se soutiendra avec une nourriture légère et de doux cordiaux, si elle peut avaler. On appliquera sur l'estomac et le ventre des flanelles chaudes, et on mettra à ses pieds des bouteilles ou des vessies pleines d'eau chaude.

Il est très-ordinaire, dans ces cas, aux gardes-malades de s'efforcer de réveiller la malade par l'application de différentes substances au nez, telles que des sels de senteur, de l'esprit de corne de cerf, etc. Mais ces pratiques sont très-contraires; car quand la malade est dans un état irritable de langueur, tout remède stimulant, imprudemment renifié, pourroit exposer à la suffocation, ou, en excitant une toux ou un éternuement violent, occasionner des vidanges excessives, qui, peu d'heures après, pourroient devenir fatales.

Lorsque les évanouissemens seront accompagnés d'un écoulement excessif de sang, on exposera la malade à un air libre, en ouvrant les fenêtres et les portes de la chambre: on appliquera au bas du ventre des couvertures trempées dans de l'eau froide, qu'on y tiendra constamment; en un mot, on employera tous les moyens qui peuvent retarder la circulation du sang, et aider la contraction de la matrice.

Après que l'écoulement aura, par une persévérance convenable dans ses moyens, été arrêté ou modéré, la malade devra se tenir très-tranquille; ses boissons seront parfaitement froides, et sa chambre ne sera point échauffée: autrement, on pourroit craindre le retour de la maladie.

S E C T I O N   I I I^e

Douleurs après l'accouchement.

QUELQUE temps après la délivrance, les contractions de la matrice continuent souvent, et occasionnent des douleurs qui, dans quelques cas, sont si violentes, qu'elles ressemblent à celles du travail. Cet état de souffrance, appelé arrière-douleurs, quoiqu'il produise un mal-aise considérable, n'est jamais considéré comme dangereux ; et même dans les cas les plus urgens, les souffrances de la malade sont purement passagères.

Les arrière-douleurs sont occasionnées par les grumeaux de sang qui se forment dans la cavité de la matrice, et excitent les contractions de cet organe, qui les chassent. Elles ont lieu plus rarement dans les premières grossesses que dans les suivantes : circonstance qui vient probablement de ce que la matrice ne se contracte pas aussi aisément, ni aussi uniformément après plusieurs délivrances, qu'à la première.

Comme on peut prendre plusieurs autres maladies pour les arrière-douleurs, et perdre par-là l'occasion favorable d'arrêter leurs progrès, les circonstances qui distinguent les arrière-douleurs de toute autre maladie, doivent être universellement connues.

Quand les douleurs sont alternatives, quand la respiration n'est pas embarrassée, et quand chaque douleur est suivie d'une expulsion de sang coagulé, quoique même l'indisposition et la fièvre suivent, on regardera la maladie comme les arrière-douleurs ; mais si la douleur est constante, ou si elle change de situation, on peut soupçonner quelqu'autre cause.

Les symptômes incommodes de cette maladie peuvent être palliés par l'application de flanelles chaudes sur le ventre, ou par les fomentations, avec des vessies demi-pleines d'eau chaude, et par des opiats (comme trente-cinq gouttes de laudanum) répétés toutes les huit ou dix heures. On tiendra aussi le ventre libre par de simples rouge lavemens.

Quand la colique ou des vents, dans les intestins, sont compliqués avec les arrière-douleurs, on peut ajouter, au lavement, de l'asa-fœtida, ou du laudanum. Les arrière-douleurs s'appaisent en proportion que la couleur rouge des lochies diminue.

S E C T I O N IVe

Irrégularités des Lochies.

On a déjà expliqué la nature des lochies; mais leur apparence et leur durée varient tellement dans les différentes femmes, et dans la même, en différentes occasions, qu'elles ne peuvent être soigneusement fixées ni décrites.

La quantité de sang qui est portée à la matrice durant les derniers mois de la grossesse, ne peut être subitement diminuée sans occasionner plusieurs maladies. De là vient que cet écoulement, pendant deux ou trois jours après la délivrance, a presque l'apparence de sang pur, et fournit un excellent moyen pour emporter la surcharge du système.

Le diamètre des vaisseaux sanguins diminue, cependant, par degrés ; leurs extrémités se contractent, et la partie

partie la plus déliée de ce qu'ils contiennent est seule expulsée, et enfin l'évacuation cesse tout-à-fait.

Dans quelques cas cette succession régulière n'a pas lieu, car la couleur rouge de l'écoulement disparoît quelquefois, et elle revient de temps en temps, jusqu'à ce que la matrice soit réduite à son état originel, et qu'elle ait repris sa première forme.

Les lochies, dans quelques femmes, sont très-abondantes, sur-tout, comme on l'a déjà fait entendre, dans celles qui ne nourrissent pas ; dans d'autres, elles sont en petite quantité : et cependant, en général, ni l'une ni l'autre de ces circonstances ne paroît avoir beaucoup d'effet sur la santé de la malade, à moins qu'elles ne soient extrêmes. Quand elles sont trop abondantes, elles occasionnent toutes les maladies qui viennent de foiblesse ; et quand elles sont trop rares, si quelqu'autre écoulement n'a point augmenté, on ressentira tous les effets d'une trop grande plénitude.

Lorsque les lochies continuent au-delà du terme ordinaire, ou qu'elles sont excessives et qu'elles paroissent affoiblir la femme, on doit en attribuer la cause, ou à des lésions faites durant la délivrance, ou à un état précédent de maladie du corps.

Quoique, dans ce cas, on doive nécessairement varier le traitement, suivant les diverses causes de la maladie, cependant en général on peut modérer l'écoulement et rétablir les forces de la malade, par des doses de quinquina, ou en poudre, ou en décoction, avec de l'esprit de vitriol.

Quand cette maladie ne cède pas à ces simples remèdes, on doit avoir recours à l'avis d'un médecin expérimenté, afin qu'on puisse adopter des moyens pour prévenir la suite des maladies nerveuses qui suivent communément les évacuations excessives.

Les lochies imparfaites sont plus souvent l'effet que la cause d'autres maladies, et on y remédiera, par-conséquent, en écartant les maladies qui les occasionnent. On ne peut cependant nier que la suppression de cet écoulement peut être causée par une exposition subite au froid, ou par des irrégularités dans le traitement, et alors elle est une maladie originelle. On peut la distinguer de la première maladie, par les violens symptômes de fièvre qui la suivent, et par l'histoire de l'état précédent de la malade.

Dans ces cas, on provoquera le retour de l'évacuation par l'application de fomentations chaudes sur le ventre, et par l'usage de boissons chaudes et atténuantes, en petite quantité, souvent répétées : comme du gruau avec un peu de vin, du petit lait mêlé avec du vin blanc.

Quand les symptômes de fièvre sont alarmans, des doses de sel de julep avec une addition de quatre ou cinq gouttes de vin d'antimoine toutes les deux ou trois heures, ou trois ou quatre grains de poudre du docteur James, répétés à la distance de sept ou huit heures, apporteront le meilleur soulagement.

Il n'est pas nécessaire d'insister sur l'importance de la propreté, tant que les lochies continuent ; mais quand l'évacuation a une mauvaise odeur, l'attention ordinaire, à cet égard, ne suffit pas seule ; car, à moins qu'on n'ait le soin le plus scrupuleux de prévenir sa stagnation dans le vagin, les excoriations, et l'enflammation avec toutes ses conséquences désagréables, suivront inévitablement. La nourrice, dans ces occasions, doit donc laver cette partie deux ou trois fois par jour avec de l'eau chaude, à laquelle

elle pourra ajouter un peu de vin de Porto, au moyen d'un appareil convenable.

Section V.

Maladies des Seins.

La structure des seins, déjà expliquée, les rend le siége fréquent de maladies. Quelques-unes, auxquelles ils sont exposés, peuvent être aisément écartées dès leur première apparence; mais si on les néglige, elles deviennent douloureuses pour la malade, et embarrassantes pour le médecin : d'autres peuvent être plus aisément prévenues que guéries.

Dans un ouvrage de cette espèce, quoiqu'on doive expliquer la nature de toutes les maladies, on est forcé d'omettre le traitement de plusieurs d'entr'elles, parce qu'on s'en rapportera au soin des médecins, et que ni la malade elle-même, ni ses gardes, ne doivent jamais en entreprendre la cure.

Quand, avec les symptômes qui sont occasionnés par la détermination du lait aux seins, on sent à l'un d'eux une dureté ou une tumeur douloureuse, si elle ne diminue point après que l'enfant a teté, et si on a suivi le traitement ci-dessus recommandé, on doit immédiatement avoir l'attention d'empêcher le progrès de l'inflammation, par l'usage d'un large cataplasme de mie de pain, et par la préparation du sucre de plomb, décrit à la page 84.

Si les symptômes fébriles sont très-violens, et si la malade est d'une complexion replette, on saignera au bras, et on prescrira quelque doux laxatif rafraîchissant. On présentera le sein à l'enfant, quand il sera nécessaire, avec la précaution de le laver auparavant avec un peu d'eau et de lait chauds.

Lorsque, nonobstant une persévérance combinée dans ce régime, la tumeur ou l'inflammation augmente et qu'elle est accompagnée de dureté, de douleur lancinante de chaleur dans la partie affectée, et de fièvre, il suffira de la couvrir d'un large cataplasme de mie de pain, et de lait, ou de graine de lin, et de le renouveler aussi souvent qu'on le supposera froid. On soutiendra le sein avec un mouchoir suspendu au cou.

On provoquera promptement, de cette manière, la suppuration (quand cette circonstance ne peut être évitée) et on donnera issue à la matière, aussi-tôt qu'elle sera formée, par le moyen de la lancette : ce qui, quoique formidable en apparence, cause beaucoup moins de douleur que si on l'abandonnoit à la nature.

On mettra ensuite sur le mal une emplâtre d'onguent basilic ou de sperme étendu sur de la charpie, et une compresse par-dessus. Tant que la douleur, l'inflammation ou la dureté continueront, on continuera le même pansement.

On ne doit pas cacher que la cure des tumeurs aux seins est toujours plus ou moins embarrassante, selon leur siége : car, quand elles sont profondes, elles sont en général long-temps à suppurer, fort douloureuses, et accompagnées d'une fièvre quelquefois considérable, qui altère souvent la constitution, et occasionne une grande foiblesse. Dans ces occasions, la malade est hors d'état de nourrir son enfant.

Mais si les tumeurs sont tout-à-fait superficielles, elles suppurent bientôt et s'ouvrent communément d'elles-mêmes, et en donnant une libre issue à la matière, elles guérissent doucement et promptement, et non-seulement elles n'empêchent pas de teter, mais souvent elles causent peu de mal-aise.

Les mamelons, par la délicatesse de leur structure, sont très-sujets à être offensés par la succion, à moins qu'ils ne soient tenus très-secs.

La maladie la plus simple et la plus favorable venant de ces causes est l'excoriation ou une grande sensibilité dans les mamelons. Quoique cette maladie soit la source de douleurs considérables, elle ne doit pas empêcher la malade de donner à teter. Les femmes y sont plus fréquemment sujettes dans la première ou deuxième nourriture, que dans les suivantes : car les mamelons perdent beaucoup de leur sensibilité par l'alaitement.

Dans le traitement de cette maladie, on doit avoir grand soin d'écarter, autant qu'il est possible, tout ce qui peut tendre à irriter ces parties.

Dans cette vue, on doit laver fréquemment les mamelons avec quelque liqueur modérément stimulante, qui diminuera leur sensibilité, telle que de l'eau-de-vie et de l'eau, une foible dissolution d'alun ou de sucre de saturne dans de l'eau-rose. On empêchera le lait de mouiller ces parties, en appliquant de larges godets de seins ou des anneaux de buis, d'ivoire ou de plomb. Ces derniers sont communément usités dans ce pays : ils sont bien adaptés pour tenir les mamelons frais et secs, et pour les défendre des impressions du frottement. Ces anneaux seront formés, de manière à laisser le passage aux mamelons.

On doit adoucir, autant qu'il est possible, les douleurs du sein, et si tous deux sont affectés, on peut accomplir le même dessein, en se procurant le secours d'une nour-rice, pour prendre soin de l'enfant durant la nuit. Lors-que quelque remède est appliqué au sein, on doit soi-gneusement le laver avec un peu d'eau chaude, avant de faire teter l'enfant.

Quand on néglige de faire usage de ces moyens, avec une persévérance convenable, les mamelons deviennent souvent très-douloureux, et il est très-difficile d'arrêter les progrès du mal : ce qui donne lieu à des ulcères qui, dans plusieurs cas, résistent à tous les remèdes, aussi long-temps que la femme donne à teter, et qui peuvent se terminer par leur destruction totale, si elle persévère à nourrir.

Ces ulcères demandent un traitement très-particulier. Quand la mère persévère à nourrir, s'ils ne sont pas très-profonds, quoiqu'on ne puisse en obtenir promptement la guérison, le mal peut être rendu supportable, et la douleur moindre, par des pansemens convenables, jus-qu'à ce que la sensibilité de ces parties soit diminuée, et que la maladie prenne un tour favorable.

Le pansement consiste à appliquer un petit plumeau trempé dans une dissolution de sucre de saturne ou d'alun, et par-dessus, un petit linge, couvert d'un liniment com-posé de cire blanche, de sperme et d'huile d'amandes, ou de l'onguent commun de sperme.

On continuera les pansemens aussi long-temps qu'il sera nécessaire, et on levera l'appareil deux ou trois fois par jour, pour donner à teter à l'enfant ; mais avant, on lavera les seins, ainsi qu'il est prescrit.

Quand le mal résiste à ces moyens, la mère doit s'abs-tenir de nourrir : autrement, elle pourroit perdre tout le mamelon. Dans les cas opiniâtres, on touchera les mamelons avec un pinceau de charpie trempé dans le liniment décrit dans les formules de médecine, qui produit souvent, dans très-peu de temps, la guérison, lorsque tous les autres moyens ont manqué.

Les femmes qui sont sujettes à cet accident, tâcheront de diminuer, pour la suite, la sensibilité des mamelons, en y appliquant, plusieurs semaines avant l'accouchement, des compresses trempées dans l'eau d'alun, ou quelque liqueur analogue, ou dans du bouillon fait avec de la viande marinée : ce dernier a été recommandé comme un spécifique infaillible.

Quand il se manifeste un ulcère sur le cercle brun qui environne le mamelon, et qu'on en voit de semblables dans la bouche de l'enfant, ou sur d'autres parties de son corps, on consultera aussi-tôt un médecin. Le cas est plus urgent, si des tumeurs dures ont déjà commencé sous les aisselles de la nourrice.

C H A P I T R E　I I I.

Fièvres qui surviennent dans les couches.

Sɪ on observe avec soin, durant le travail et après la délivrance, le traitement qui a déjà été pleinement expliqué, on craindra peu ces fièvres qui viennent, par quelque cause, interrompre le progrès du rétablissement, à moins que ce ne soit les symptômes passagers excités par le lait, auxquels on a donné le nom de fièvre de lait.

Mais quand, par un traitement imprudent, la malade est exposée à quelque cause qui produit la fièvre, on pourra comprendre aisément que le danger d'une maladie, dont l'événement est toujours incertain, doit augmenter en proportion de son état particulier après la délivrance.

On explique, dans ce chapitre, la nature des fièvres qui tirent leur origine d'une administration contraire; mais, comme leur traitement doit être confié seulement à d'habiles médecins, on détaillera plus longuement les moyens de prévenir leur occurrence ou leurs progrès, que la méthode de la cure.

SECTION PREMIÈRE.

Fièvre causée par l'inflammation de la Matrice.

L'ɪɴꜰʟᴀᴍᴍᴀᴛɪᴏɴ de la matrice a communément lieu

dans les cinq jours qui suivent immédiatement la délivrance, quoique plus tard dans quelques cas. Elle est, en général, précédée de frissons, suivie d'une grande chaleur, d'un pouls vif et dur, et de beaucoup d'altération, etc.

Dans le commencement, la douleur est excessive; ce qui occasionne une sensation de plénitude, de pesanteur, de pulsation, et une chaleur brûlante dans la partie. Le siége immédiat de la douleur dépend de l'endroit particulier de la matrice qui est affecté; c'est pourquoi, dans quelques cas, elle s'étend vers le nombril, ou est confinée au-dessus ou au-dessous des os bertrand; dans d'autres, elle se fait sentir en arrière, et quand cette partie de l'utérus, en contact avec la vessie, est le siége de la maladie, l'envie fréquente de rendre les urines, la douleur en les rendant, quelquefois leur suppression, le tiraillement dans les aines, etc., font le tourment de la malade.

Quand l'inflammation de la matrice a lieu durant l'évacuation des lochies colorées de rouge, cet écoulement diminue alors sensiblement, ou cesse tout-à-fait.

On distingue cette maladie des arrière-douleurs, par la douleur continue, et non, comme dans cette dernière, alternative avec des intervalles de repos, et par la sensation très-différente de celle des arrière-douleurs; car, dans celles-ci, on ne sent point de douleurs pulsatives suivies de chaleurs brûlantes, mais simplement des douleurs semblables à celles du travail.

Plusieurs causes peuvent déterminer l'inflammation de la matrice; telles sont, un travail long et difficile, des efforts artificiels pour délivrer l'enfant et ses appendices dirigés mal-à-propos, des boissons chaudes et stimu-

lantes durant ou après le travail, l'exposition au froid
après la délivrance, lorsque la femme transpire librement, ou l'application immédiate du froid à la matrice,
lorsque les lochies coulent.

L'inflammation de l'utérus se termine de même que
celle des autres parties du corps ; mais son issue doit
toujours être très-précaire, à cause de la grande sensibilité de cet organe et de son influence étendue, et de
l'état des parties contigues du ventre après la délivrance,
lors même que la suppuration a lieu. Quand la mortification est la conséquence de cette redoutable maladie, il arrive qu'elle se termine, dès son commencement, dans très-peu de temps, d'une manière fatale.

Comme le progrés de l'inflammation de la matrice
est toujours rapide, si on ne l'arrête pas dès qu'elle se
manifeste, la vie de la malade dépendra souvent d'une
connoissance parfaite des premiers symptômes.

Si on néglige d'y remédier dès le commencement où
la douleur est fixe et pulsative, le pouls dur et vif,
avec redoublement et beaucoup d'altérations, il ne sera
pas aisé ensuite de modérer même le mal, ou de diminuer le danger de la femme. Les nourrices et les
gardes apprendront donc non-seulement à se mettre
en garde contre les causes qui donnent lieu à cette maladie, mais encore à craindre l'occurrence de ces symptômes, et à saisir la première occasion de les an-
noncer au médecin.

Quand le médecin est appelé au commencement de
la maladie, on peut souvent arrêter les progrès par la
saignée, la diète, par un mélange abondant de boissons acides et rafraîchissantes, en nettoyant les intestins
au moyen de quelques doux laxatifs ou de lavemens,

et par des fomentations sur le ventre. Quand ce traitement réussit, il survient une sueur générale, suivie
d'une évidente remission des symptômes douloureux.

Mais, si cela n'a pas lieu, et si, au contraire, la
douleur devient plus aiguë, lancinante, avec redoublement, foiblesse, délire, ou beaucoup d'anxiété, on peut
attendre que l'inflammation se terminera ou par la mortification, ou par la suppuration. Dans le premier cas,
l'état languissant du pouls, le délire, et une sueur
gluante, indiqueront suffisamment l'issue ; mais, dans
l'autre, le pouls continuant d'être dur et plein, et les
douleurs pulsatives plus violentes, marqueront que la
suppuration doit s'ensuivre.

La mortification a plus généralement lieu, lorsque le
corps a été auparavant très-affoibli ; ou lorsque la complexion est très-mauvaise. Les médecins qui ne sont
appelés que quand la maladie a continué pendant quelque temps, doivent apporter beaucoup d'attention à la
situation de la malade. S'ils se trompent sur la plénitude du pouls qui a lieu tant que la suppuration se forme,
et qu'ils ordonnent la saignée, dans cet état, ou la
suppuration sera interrompue, et la gangrène en sera
la conséquence, ou la femme succombera par la foiblesse, qui est la suite ordinaire de cette sorte de suppuration.

L'issue la plus favorable de la matière, est celle qui
s'opère par le vagin ; mais cet événement heureux n'a
pas toujours lieu : car quelquefois elle sort par le rec-
tum, et le plus souvent il se forme un abcès dans l'aine.
Dans ce cas, la cure est longue, et la malade cloche
pendant long-temps.

Durant l'écoulement, on prendra du quinquina en

substance ou en décoction, deux fois par jour. On doit recommander des alimens nourrissans, beaucoup de fruits mûrs; on tiendra le ventre libre, et si la matière coule par le vagin, on le lavera souvent de la manière déjà décrite, afin de prévenir l'excoriation.

SECTION IIᵉ

Attaques de Fièvres irrégulières.

LES femmes sont sujettes, pendant deux ou trois semaines après la délivrance, à des attaques de fièvres irrégulières, s'il arrive qu'elles s'exposent subitement au froid, ou si elles n'ont pas eu une attention suffisante à observer les règles déjà expliquées pour l'administration de leur nourriture, etc.

Les accès de fièvres appelées, dans ce pays, *weeds*, diffèrent des autres fièvres par la durée ; car ils continuent rarement plus de vingt-quatre ou trente-six heures.

Ces maladies commencent par un froid universel, et de violens frissons communément accompagnés de mal de tête, et quelquefois de foiblesse. Après que ces symptômes ont continué pendant quelque temps, il succède un grand degré de chaleur, suivi enfin d'une sueur abondante, qui termine la maladie, mais qui laisse la malade considérablement affoiblie.

Les fièvres irrégulières de cette espèce sont rarement dangereuses ; mais, comme elles disposent à de nouvelles attaques, elles seront le germe de maladies subséquentes, sur-tout si on n'a pas suivi un traitement convenable.

Des symptômes qui ressemblent aux attaques de fièvres irrégulières, précèdent l'inflammation des seins ou de quelques-uns des organes nécessaires à la vie, et ont souvent été pris pour elles. Cependant il y a une distinction facile à faire entre ces maladies; car, quand l'inflammation a lieu, il y a toujours une douleur fixe dans la partie affectée, et la chaleur du corps et la vîtesse du pouls sont constamment beaucoup plus considérables que dans les fièvres irrégulières qui font le sujet de cette section.

Dans le traitement des *weeds*, il est, en général, peu nécessaire du secours des médecins; car il suffit ordinairement, pour vaincre la maladie et prévenir les retours, d'une attention convenable au simple traitement suivant.

Durant le frisson, on s'efforcera de réchauffer la malade; mais les moyens qu'on emploie ordinairement, pour cet effet, sont très-contraires : car les gardes-malades ignorantes entassent de lourdes couvertures, et font boire quantité de boissons chaudes et stimulantes, par forme de cordiaux; ce qui excite aisément un violent délire ou une fièvre plus considérable. On ne peut tirer un avantage réel de l'addition des couvertures, parce que leur poids peut rendre la respiration difficile ou interrompue.

Si le frisson est excessif, on appliquera des flanelles chaudes sur l'estomac et sur le ventre, et on en mettra (ou des bouteilles pleines d'eau chaude) sur les pieds.

On prescrira toujours des boissons tièdes et délayantes, telles que de l'orangeade, de l'eau d'orge, de gruau, du petit lait, etc. Quand la malade est très-foible ou abattue, on lui donnera un peu de vin, mais le moins possible.

Si l'on a des raisons de croire que l'estomac est dérangé, ce qu'on peut découvrir par l'aspect de la langue et par la foiblesse qui alors a lieu, il sera nécessaire d'employer de doux vomitifs.

On cessera l'usage des boissons tièdes, lorsque l'accès de chaleur commence, et on les donnera alors tout-à-fait froides ; on favorisera dans la chambre un libre courant d'air frais, et on couvrira légèrement la malade.

On croit vulgairement que, dans ces occasions, la chaleur est absolument nécessaire pour provoquer la transpiration ; mais c'est tout le contraire : car, quand le pouls est très-vif, et le corps chaud, la sueur ne peut avoir lieu. On l'obtient par une stricte persévérance dans un régime rafraîchissant ; et, pour cela, le julep salin ou nitreux, avec des boissons rafraîchissantes, seront très-utiles.

Ces moyens diminueront la chaleur brûlante du corps et la soif, modéreront la régularité du pouls, feront paroître sur tout le corps une légère moiteur, et éprouver un soulagement complet de toutes les sensations incommodes.

On ne doit cependant pas regarder comme parfait le rétablissement de la malade, quand la sueur commence ; car, à moins d'un traitement constamment attentif et judicieux, les conséquences les plus funestes peuvent avoir lieu. Si une transpiration excessive est trop long-temps prolongée, ou subitement arrêtée, les effets seront également dangereux. Dans le premier cas, on peut craindre les maladies nerveuses, ou les fièvres éruptives ; et dans l'autre, une seconde attaque plus cruelle de symptômes fébriles, aura communément lieu.

Quand la sueur est modérée, on la favorise par des

boissons délayantes, chaudes, pendant six ou huit heures ; et, si elle ne cesse pas, on donnera des boissons en petite quantité, très-rarement, et moins chaudes. On doit changer le linge du lit et du corps, et substituer des draps, qu'on aura soin de faire bien sécher devant le feu.

Quand la constipation arrive durant le cours de la maladie, on doit exciter la liberté du ventre, par des lavemens modérément laxatifs.

On préviendra le retour de cette maladie, par l'attention à un traitement convenable, et sur-tout en se mettant en garde contre tout ce qui occasionneroit probablement la maladie. La nourriture sera donc proportionnée à la constitution de la malade : en général, les alimens doivent être très-légers, et de facile digestion. Lorsqu'il y a une disposition dominante à l'irritabilité des nerfs, et que la malade a été accoutumée à une nourriture abondante, les alimens seront plus solides et plus nourrissans que dans les autres cas, et on donnera une portion modérée de vin.

Quand quelque remède fortifiant sera nécessaire, on prescrira le quinquina.

Dans l'état irritable des femmes en couches, les passions de l'ame deviennent une cause fréquente d'attaques de fièvres irrégulières : on pourra les modérer par l'opiat.

Plusieurs femmes sont sujettes à ces maladies, par les interruptions de leur repos pendant les nuits, lorsqu'elles nourrissent. Quand cela a lieu, il est aisé de comprendre que les moyens de guérir et de prévenir la maladie, sont d'abandonner une tâche que de telles femmes sont incapables de remplir.

SECTION IIIᵉ

Fièvre éruptive, ou précipitée, ou miliaire.

LA méthode perfectionnée pour le traitement des femmes en couches, adoptée aujourd'hui presqu'universellement dans cette île, rend heureusement la fièvre éruptive beaucoup moins ordinaire qu'autrefois.

Cette maladie varie, dans ses symptômes, dans les différentes femmes, et même dans la même femme, en différentes occasions, ou la répétition d'un traitement contraire assujettit la malade à un autre retour de la maladie, dans une couche subséquente.

Les premiers symptômes de la fièvre éruptive sont, en général, le frisson, le mal de tête, quelquefois le vomissement, le froid des extrémités, la pesanteur sur les yeux, un sommeil interrompu, un pouls foible et vif, et une suppression presque totale, ou une grande diminution des excrétions ordinaires. Cette maladie continue pendant un temps considérable, et est accompagnée d'un abattement remarquable, d'une anxiété excessive et décourageante, et enfin est suivie d'une sueur soudaine, violente, et d'une odeur aigre, d'une démangeaison de la peau, et d'une éruption. Quelquefois, avant qu'elle paroisse, le pouls devient fort et plein.

L'éruption est d'abord confinée au cou, aux seins et aux bras; mais bientôt elle s'étend sur-tout le corps, et affecte rarement la figure. L'apparence de l'éruption varie suivant la constitution de la malade, ou plutôt suivant la situation dans laquelle elle se trouve, lorsque la maladie a lieu. Elle paroît généralement sous

la

la forme de petits boutons rouges et distincts, qu'on peut sentir être proéminens ; mais quelquefois ils sont blancs ou jaunes, excepté à la base. La première de ces éruptions, communément distinguée par le nom de précipitation, est plus favorable que l'autre ; elle affecte seulement les malades qui sont beaucoup affoiblies, et qui ont une disposition aux maladies accompagnées de symptômes de putridité.

La durée et les conséquences de cette fièvre, sont aussi variées que les constitutions des femmes qu'elle attaque. Dans les espèces, moyennes de la maladie, l'éruption et les symptômes fébriles continuent trois, quatre ou cinq jours, et sont suivis d'un degré considérable de foiblesse, qui, cependant, cède, en peu de temps, à un traitement convenable. Mais, quand les boutons sont blancs ou jaunes, ils continuent souvent pendant long-temps ; car, quand un disparoît, un autre est produit, après quelqu'intervalle, même à une troisième et quatrième succession. Dans ces cas, la foiblesse est beaucoup moins grande que dans les autres espèces d'éruptions.

On peut toujours espérer que l'issue de la fièvre éruptive sera favorable, quand les symptômes fâcheux diminuent à l'apparence de l'éruption ; mais si cette circonstance n'a pas lieu, si le pouls continue d'être petit et foible, si les frissons sont fréquens, si les selles fétides coulent involontairement, si les convulsions suivent, on doit craindre beaucoup de danger.

Les circonstances qui occasionnent cette maladie, viennent certainement d'un mauvais traitement après la délivrance ; car, lorsqu'une femme, dans cet état, est confinée dans une chambre chaude, chargée d'une

Partie III. T

grande quantité de couvertures, et forcée de boire des liqueurs stimulantes, dans la vue de provoquer la sueur, selon l'absurde et pernicieuse coutume autrefois suivie dans le traitement des malades en couches, elle est presque toujours saisie d'une fièvre éruptive. On peut rapporter, à l'appui de cette opinion, une maladie de la même nature, qui succède au même traitement chez les hommes qui ont été affoiblis par des évacuations abondantes.

On peut donc, en général, prévenir la fièvre éruptive, quoiqu'il ne soit pas aisé de la guérir quand elle a lieu. S'il étoit nécessaire, pour obliger d'observer le plan ci-dessus exposé, relatif au traitement des femmes après la délivrance, d'ajouter d'autres argumens à ceux déjà rapportés, l'histoire de cette maladie en fourniroit seule de très-puissans.

La cure de cette maladie, qui dépend d'une quantité de circonstances, ne peut être restreinte à aucune méthode particulière.

S'il y a foiblesse dans le commencement de la fièvre, on prescrira un vomitif; et, dans tous les cas, de doux laxatifs seront nécessaires et bienfaisans. Lorsque les frissons sont très-fréquens, ou qu'il y a raison de craindre le délire, on appliquera aux jambes et aux cuisses des fomentations, au moyen de flanelles trempées dans de l'eau chaude : on les emploiera aussi lorsque l'éruption cessera subitement. Ces fomentations ne doivent pas être trop chaudes, ni continuées aussi long-temps que la sueur coule abondamment.

Dans quelques cas rares, la saignée est nécessaire; mais il faut beaucoup de discernement pour distinguer l'occasion où on doit avoir recours à cette pratique,

parce que, si on la met en usage lorsque les symptômes ne sont pas violens, elle est d'un expédient très-
dangereux. La plénitude du pouls, lorsque l'éruption
paroît, est sujette à en imposer aux médecins inatten-
tifs, et à les induire dans une grande erreur.

Lorsque l'éruption a lieu, tous les moyens qui peuvent modérer la chaleur du corps et la vîtesse du pouls,
doivent être employés. Il sera donc particulièrement nécessaire de donner un libre cours à l'air frais : si auparavant la femme a été tenue très-chaudement, le changement ne doit s'opérer que par degrés. On recommandera une mixtion de nitre, des boissons acides et fraîches,
des fruits mûrs et une nourriture légère.

Quand la malade est beaucoup affoiblie, et que l'é-
ruption est blanche ou jaune, on donnera du quinquina
à doses proportionnées.

Si le pouls continue d'être foible après l'éruption, du
vin et du quinquina, dans une quantité proportionnée à
l'état de la malade, seront très-avantageux.

Section IVe

De la Fièvre puerpérale, ou Fièvre maligne des Accouchées.

Les médecins diffèrent beaucoup dans la description
de cette maladie, et dans la méthode de la guérir.

Il ne peut y avoir de doute que cette fièvre ne vienne
souvent par suite d'une mauvaise administration; mais,
nonobstant l'opinion de plusieurs auteurs respectables,
il y a des raisons de croire qu'elle n'est pas, comme
celle décrite dans la dernière section, toujours due à
un mauvais traitement après la délivrance.

T 2

En opposition à cette opinion, on peut soutenir, avec des raisons très-plausibles, que la fièvre maligne des couches n'a pas aussi souvent lieu chez des malades qui sont soignées par des médecins instruits, que chez celles qui, malheureusement, se confient à des personnes inhabiles.

On pourroit, cependant, expliquer cette circonstance d'une manière qui confirmeroit l'opinion au lieu de la refuter; car il est plus que probable que, par une attention convenable aux premiers symptômes de cette fièvre, on peut souvent arrêter tout-à-fait les progrès de la maladie.

Toute femme donc sera informée des symptômes qui indiquent l'approche de cette maladie; car, en appelant, au commencement, un secours convenable, les effets funestes peuvent, dans plusieurs cas, être seulement écartés.

La fièvre maligne des couches arrive communément vers le soir du second ou troisième jour après la délivrance, mais quelquefois plus tard. La femme est saisie de frisson accompagné de douleur dans la tête, sur-tout au-dessus des sourcils. Il est suivi par un accès de chaleur, auquel succède souvent une libre transpiration qui paroît alléger tous les symptômes; mais c'est souvent une apparence trompeuse : car une seconde attaque suit bientôt, et cette légère remission est seulement le prélude d'un accroissement de la maladie.

Après le frisson, le ventre devient universellement malade au toucher; ce qui rend, dans plusieurs cas, le poids des couvertures du lit insupportable. Le mal est fréquemment plus considérable d'un côté que d'un autre : on ne peut, en général, apercevoir d'abord ni tumeur, ni dureté.

La respiration de la malade, quoique non-oppressée ni interrompue par l'enrouement ou la toux, est très-difficile ; car, comme elle sent la douleur du ventre toujours sensiblement augmenter, chaque fois qu'elle respire pleinement, elle croit obtenir du soulagement, en ne respirant qu'à demi.

Le pouls, d'abord, est en général vîte, plein et fort, mais ensuite il est foible.

Tels sont les principaux signes caractéristiques de cette maladie ; mais, dans tous les cas, il y a d'autres symptômes qui varient, selon la constitution de la malade, en plusieurs autres circonstances.

Dans quelques occasions, cette fièvre commence par une foiblesse considérable, et par le vomissement, ou par un cours de ventre obstiné ; dans d'autres, le ventre est tout-à-fait resserré pendant les deux ou trois premiers jours. Quand le vomissement a lieu, sa matière, au commencement, est jaunâtre ; mais, quand ce symptôme arrive vers le terme fatal de la maladie, elle est un peu semblable à du café en poudre : les selles, communément relâchées, sont toujours très-fétides.

L'urine passe d'abord avec difficulté, ou est totalement supprimée jusqu'après une ou deux selles ; elle est d'une couleur sombre, et, quand elle a reposé, on voit un sédiment, à demi flottant, près le fond du vase.

Dans plusieurs cas, le lait et les lochies paroissent être naturels pendant les deux ou trois premiers jours de la maladie. Quelquefois il n'y a point secrétion du premier ; mais les autres s'arrêtent rarement tout-à-coup.

La peau, dans quelques malades, est, dans l'état ordinaire, chaude et moite en même-temps ; mais, dans d'autres, elle est très-chaude et très-sèche d'abord, et ensuite toujours couverte d'une sueur gluante.

Le visage est communément très-rouge, les yeux creux, et la malade dans un abattement notable. Elle a ordinairement une grande soif, et est si mal à son aise, qu'elle ne peut pas seulement se tenir sur son séant.

Après un jour ou deux, le ventre commence à enfler, et devient tendu.

Si la femme a été constipée d'abord, le relâchement, qui succède généralement, occasionne immédiatement beaucoup de soulagement. Mais il est purement passager; car le pouls continue d'être vîte : la douleur de tête, la respiration difficile, la douleur du ventre, reviennent bientôt avec une violence redoublée : les dents se couvrent d'une croûte noire ou brune, et quelquefois le délire survient.

Ces symptômes, ou plusieurs d'entr'eux, continuent pendant quelques jours. La malade rend ordinairement plusieurs selles fétides, involontaires. Elle s'imagine alors qu'elle est libre de tout danger, parce qu'elle se sent complétement soulagée de toute douleur; mais la vîtesse de son pouls qui augmente, les extrémités qui deviennent froides, etc., annoncent au médecin le terme fatal de cette dangereuse maladie. Ce terme arrive à diffé-rens périodes de la fièvre, plus communément depuis le septième jusqu'au douzième ou quatorzième jour.

On ne peut point assigner distinctement de terme cri-tique à cette maladie, lors même que les douleurs en sont plus modérées, et que la maladie ne devient pas fatale : car les symptômes disparoissent très-graduellement, et on ne peut jamais assurer que la malade est hors de danger pendant un grand nombre de jours. Elle se sent, vers la fin, dans un grand affoiblissement ; mais elle est soulagée de toutes les sensations incommodes qu'elle éprouvoit auparavant

On ne peut, dans cet ouvrage, expliquer la nature de cette maladie, ni détailler les moyens de la guérir. Comme la maladie est toujours suivie de beaucoup de danger, et comme le traitement, dans ces cas, dépend des principes généraux de la cure des fièvres, et en même temps de l'attention à l'état particulier de la femme, après la délivrance, il est facile de comprendre que le médecin le plus habile qu'on puisse se procurer, est toujours celui à qui on doit avoir recours.

La fièvre maligne des couches est fréquente dans les hôpitaux, quand les quartiers ne sont pas suffisamment aérés : dans ces occasions, les symptômes de la maladie sont un peu différens de ceux observés dans les familles privées. L'issue en est plus généralement fatale ; et jusqu'à ce que les quartiers soient complétement purifiés, toute femme qui y fera ses couches sera saisie de cette fièvre.

Dans les hôpitaux destinés aux couches, on ménagera donc un ou plusieurs petits quartiers, qu'on disposera pour empêcher cet état particulier de l'air, qui se vicie toujours dans un endroit occupé par un grand nombre de personnes pendant un long espace de temps, et même malgré toutes les précautions qu'on prend ordinairement pour la ventilation.

TRAITEMENT